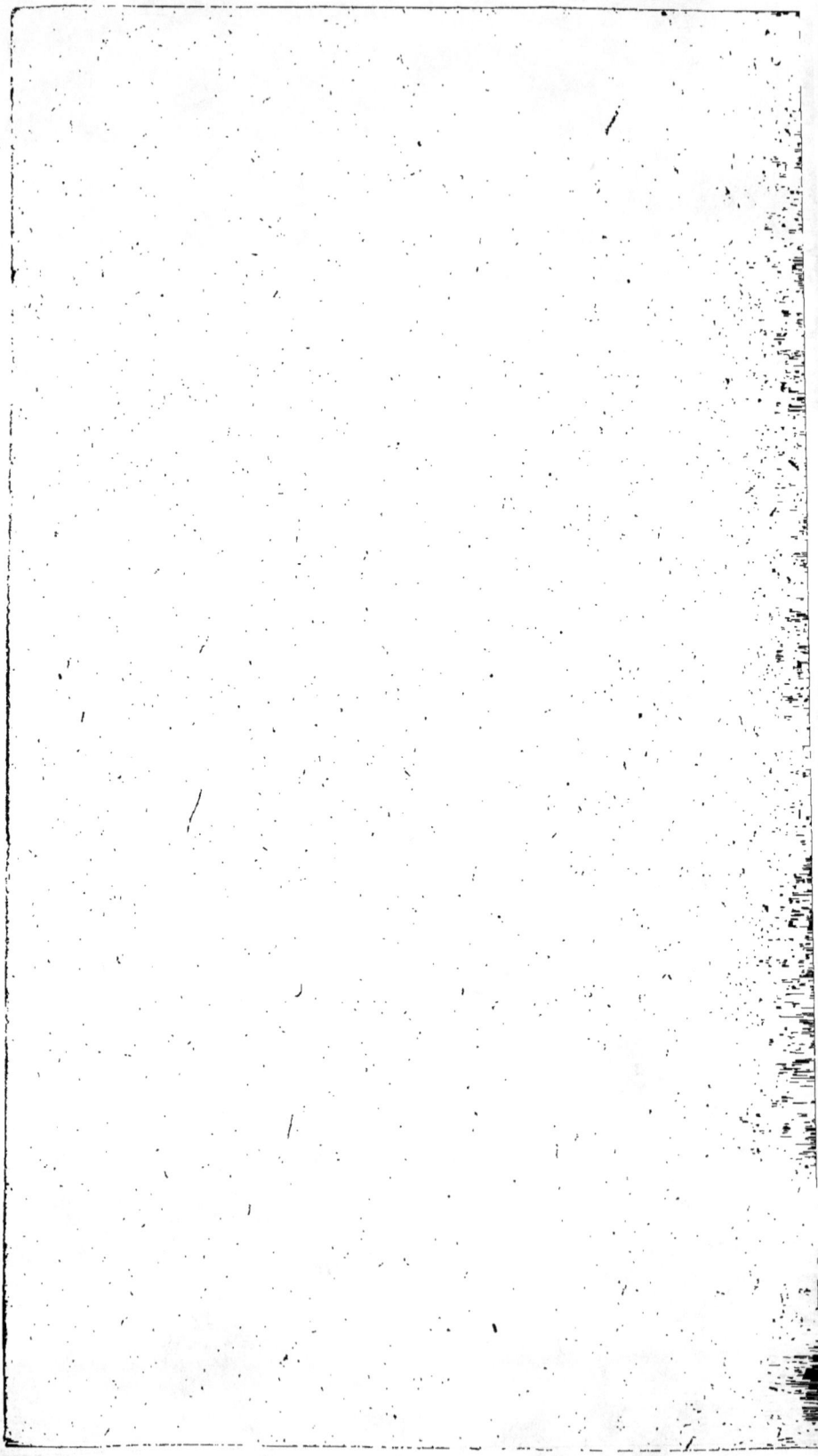

Quelle eau
doit-on boire ?

EXTRAIT DU RAPPORT

... au Congrès de Presse d'Hygiène

à Bordeaux les 7, 8, 9, 10 Juillet 1907

PAR

GAUDICHARD

DOCTEUR EN PHARMACIE

du Laboratoire de Sérums organiques

Autorisé par le Gouvernement

※

Grandes Pharmacies Françaises

Une ville paie au choléra et à la
fièvre typhoïde le tribut que lui
impose l'impureté de ses eaux.

Professeur BROUARDEL.

Quelle eau
doit-on boire ?

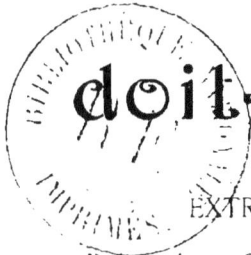

EXTRAIT DU RAPPORT

Présenté au Congrès de Presse d'Hygiène

Tenu à Bordeaux les 7, 8, 9, 10 Juillet 1907

PAR

Ed. GAUDICHARD

DOCTEUR EN PHARMACIE

Directeur de Laboratoire de Sérums organiques

Autorisé par le Gouvernement

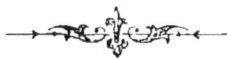

Syndicat des Grandes Pharmacies Françaises

Il est dangereux de boire
de l'eau impure

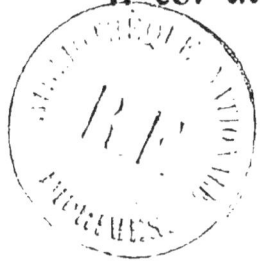

L'eau propage les maladies. L'eau transmet les épidémies. Opinions de savants. Fièvre typhoïde, Dysenterie, Paludisme, Choléra, Tétanos. Influence de l'eau.

Changeant un peu le proverbe bien connu, un hygiéniste pourrait dire : Dis-moi quelle eau tu bois, je te dirai comment tu te portes.

Si depuis longtemps on avait à la recherche des causes de la propagation des maladies soupçonné le rôle pernicieux de l'eau, aujourd'hui le soupçon est devenu certitude : Pasteur, Duclaux, Brouardel, Chantemesse, dans des expériences célèbres nous l'ont démontré. Il est avéré que la plupart des épidémies, périodiques dans certaines localités, à l'état endémique dans d'autres, ont pour origine l'eau polluée par des germes d'une puissance prolifique considérable, l'eau qui lorsque nous l'absorbons entraîne en nous ces germes des épidémies : les microbes.

Quand nous disons de toutes les épidémies, que l'on veuille bien croire, que ce terme n'est pas exagéré. Passons en revue les épidémies les plus connues, les plus redoutées et recherchons leurs origines.

La *Fièvre Typhoïde*. — En dehors de la théorie de Munich qui sans nier l'influence de l'eau fait une large place au sol (et quel lien étroit entre le sol et l'eau qui s'y infiltre) il est reconnu que l'eau de boisson est le véhicule des germes typhiques. Les épidémies de fièvres typhoïdes coïncident exactement avec les distributions d'eaux polluées. Qu'on se souvienne de cette épidémie terrible s'abattant il y a quelques années sur Paris, quelles en étaient les causes ? De l'eau de Seine substituée à de l'eau de source. Plus près de nous encore, souvenons-nous de cette épidémie de fièvre typhoïde, qui régnait dans la garnison de la capitale du Poitou ; elle ne cessa que le jour où des travaux de canalisation permirent d'offrir aux soldats une eau plus pure (beaucoup !!) Souvenons-nous des expériences de Bridd, Brouardel, Bouchard. Le bacille typhique, bacille d'Eberth, découvert dans l'intestin et surtout dans la rate des typhiques a permis de préciser les règles de contage. Il résiste au froid et au chaud, à l'eau acidulée d'acide chlorhydrique. C'est ainsi que réfractaire à l'action des sucs gastriques, il traverse impunément l'estomac sans être détruit, pour porter ses ravages dans l'intestin et c'est dans l'eau qu'il conserve le plus longtemps sa vitalité : son élément c'est l'eau.

Dysenterie. — Cette épidémie tant redoutée, qui affaiblit si rapidement d'une façon si complète ceux qu'elle atteint, est-il utile après toutes les expériences faites, est-il utile de dire sa cause? encore l'eau. Quand au Dahomey, par exemple, alors que nos troupes étaient décimées et anémiées par le mal, lorsque par des procédés de filtration on arriva à procurer de l'eau pure, l'épidémie cessa pour reprendre de plus belle lorsqu'il fut impossible de continuer à filtrer l'eau.

Paludisme. — A côté de la contagion par piqûre de moustiques, le paludisme plus fréquent en France et même dans nos régions qu'on ne supposerait, nous est transmis (Laveran, entre autres nous le dit) par l'eau de boisson.

Choléra. — Le choléra, enfin, heureusement plus rare chez nous depuis les progrès de l'hygiène, son bacille, B. de Koch, ne vit que dans un élément humide. Snord signala la propagation du choléra par l'eau d'alimentation. Depuis cette époque les observations se multiplièrent et Koch après avoir découvert le Komma Bacillus, énonça cette opinion exclusive qu'il n'y avait pas un seul cas dans lequel le choléra se soit propagé par élément sec. En France, à la suite d'épidémies, Proust, Brouardel, Thoinot, membres du Conseil d'hygiène, incriminent l'eau avant tout : « le facteur principal, on pourrait dire presque exclusif de la contagion, a été l'eau contaminée. »

Bacille du Tétanos ou Bacille de Nicolaïer. — Assez fréquent dans l'eau (Seine-Marne) se rencontre aussi dans les eaux d'égoût.

L'eau est un milieu où pullulent des animaux parasitaires. Role pernicieux de l'eau dans un grand nombre de maladies. Développement dans le corps de l'homme de parasites dangereux introduits par l'eau.

Ce sont là des épidémies qui nous sont communiquées par les microbes pathogènes, mais à côté de ces microbes, l'eau contient des parasites qui sans amener des maladies dans le genre de celles dont nous avons parlé, provoquent dans l'organisme des troubles nombreux et dont on va souvent chercher très loin les causes. Et remarquez que ces animaux pénètrent en nous non-seulement quand nous absorbons de l'eau impure, mais que le fait seul d'ingérer de la chair d'animal ayant lui-même pris ces parasites dans l'eau, suffit à introduire en nous, ces locataires gênants qui ne font que

changer de propriétaires. Tels sont les proto-
zoaires, les amibes, les flagellés, les infusoires...
L'eau en contient toujours. Beaucoup heureusement sont détruits par l'action des sucs di-
gestifs, mais combien d'autres trouvent dans
le tube intestinal un milieu favorable et s'y
multiplient tels : Amoëba-Coli, Tricomonas
intestinalis. Cercomonas hominis, Balandi-
nium coli, etc.

Les Helminthes, eux, naissent dans l'eau,
nagent à l'aide de cils vibratils, croissent chez
un hôte qui les a absorbés, sans dépasser l'état
larvaire, se développent chez un second qui a
absorbé le premier (Botrio cephalus) ou bien
quittant sous une forme larvaire, l'hôte inter-
médiaire, se refugient dans l'eau où viendra
les absorber avec le liquide l'hôte où ils se déve-
lopperont définitivement (Dystoma).

Passons-en des meilleurs, ne parlons que
des vers aquatiques qu'on absorbe accidentel-
lement, qui portent le trouble dans l'organisme
et arrivons aux précautions à prendre pour
éviter ce danger, et obvier aux graves désor-
dres occasionnés par ces agents pathogènes.

Les dangers de boire de l'eau impure étaient connus des anciens. Opinions de Palladius. Que faut-il faire ? Boire de l'eau potable. Qu'est-ce qu'une eau potable ? Qualités pour qu'une eau soit déclarée potable.

De nos précédentes observations, il découle que toutes les craintes sont justifiées et que c'est à bon droit que nous crions aujourd'hui : « Prenez garde à l'eau que vous buvez ! » prenez-y garde toujours et surtout à présent où les chaleurs font naître les ferments mauvais ; veillez sur vos enfants à cette époque des vacances où ils sont tentés de boire à longs traits aux robinets l'eau qui contient les germes dangereux. Souvenez-vous que l'eau mélangée au vin n'en contient pas moins ses principes microbiens, ne buvez que de l'eau potable. J'entends de l'eau que l'on peut absorber sans danger, de l'eau pure.

Les anciens eux-mêmes se rendaient compte de ce besoin de boire de l'eau potable. Palladius dans son traité de l'Agriculture (livre I, paragraphe IV) écrivait :

« Voici comment on reconnaît que l'eau est salubre. Il faut d'abord qu'elle ne provienne pas d'étangs ni de marais et qu'elle ne prenne pas sa source dans des mines, mais qu'elle soit transparente et ne soit imprégnée d'aucun goût, ni d'aucune odeur ; qu'elle ne dépose point de limon et qu'elle puisse tempérer le froid par sa tiédeur et calmer le feu de l'été par sa fraîcheur.

Mais, comme il arrive souvent que la nature, dont les opérations sont toujours secrètes, cache dans les éléments les qualités pernicieuses sous les plus belles apparences, nous jugerons encore de la qualité de l'eau par la santé des habitants en examinant si ceux qui en boivent ont la gorge libre, s'ils ont la tête saine et si chez eux les affections pulmonaires ou gastriques sont rares ou fréquentes... Il faut encore examiner si le ventre, les entrailles, les flancs ou les reins n'éprouvent point de douleurs ou de gonflement et si la vessie n'est point sujette à quelque accident. »

Il est difficile, surtout si on n'oublie pas que l'auteur vivait au ${IV}^e$ siècle, de mieux indiquer les moyens de reconnaître les qualités d'une eau d'alimentation et aujourd'hui encore ce sont ces mêmes qualités que réclament les hygiénistes pour que l'eau soit déclarée potable.

Une eau potable doit être fraîche, limpide, sans odeur; de saveur faible, n'être ni désagréable, ni fade, ni salée, ni douçâtre, contenir peu de matières étrangères, être suffisamment aérée, dissoudre le savon sans former de grumeaux, ne contenir aucun germe pathogène et voilà !

Voyons en détail les qualités requises, on ne connaît jamais trop bien son ennemi.

Fraîcheur. — La température d'une eau potable doit varier entre 8° et 15°, à cette température elle est bonne à boire, désaltérante, à une température plus élevée, elle est fade, désagréable et ne désaltère pas.

Trop froide elle peut déterminer des congestions intestinales et pulmonaires, provoquer des pleurésies a frigore, de la diarrhée, de l'aphonie, etc., Inférieure à la température de l'air en été et supérieure en hiver, telle doit être la température d'une eau potable.

Limpidité. — L'eau vue en grande masse est bleue, sous une petite épaisseur, elle est incolore. Elle ne doit tenir aucune particule en suspension.

Odeur. — L'eau potable ne doit accuser aucune odeur, pas plus après avoir été maintenue plusieurs jours en vase clos à 25° qu'au moment où on la recueille.

Saveur. — Ni fade (absence de sels normaux), ni salée ou saumâtre, (abondance de chlorures) ni terreuse (excès d'alumine) ni amère, (sels magnésiens en excès) l'eau doit être de saveur faible et agréable. Cette saveur est due aux matières minérales dissoutes dans l'eau et à l'aération.

Aération. — Ordinairement l'absence d'air indique la présence de matières organiques ou organisées dans l'eau. De ce fait elle est lourde à l'estomac, indigeste et doit être tenue comme suspecte. L'eau doit contenir de 20 à 80 cc 3 de gaz (acide carbonique, oxygène et azote).

Imputrescibilité. — La putrescibilité provient des matières organiques ou organisées. Les matières organiques solubles ou insolubles sont peu dangereuses, les matières organisées

sont presque toujours suspectes. L'eau putres-
cible est généralement un peu mousseuse
quand on l'agite dans un flacon.

Savonnage. — L'eau potable ne doit pas précipiter une solution de savon en grumeaux
insolubles. Cette précipitation, démontre que
l'eau contient un excès de sels calcaires ou
magnésiens.

Préparation des aliments. — L'eau potable
doit bien cuire les légumes, car les légumes
contenant une caséine végétale, forment une
combinaison insoluble avec des eaux renfer-
mant des sels calcaires. Les eaux chargées de
sulfate (eaux séléniteuses) sont dans ce cas et
plus rarement les eaux nitratées. Comme on le
voit, le savonnage, l'aptitude des eaux à bien
cuire les légumes sont deux des caractères im-
portants de l'eau potable.

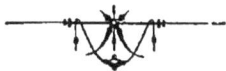

Mais quelles eaux avons-nous donc à notre disposition ?

Ce sont des eaux de sources, des eaux de fleuves ou de rivières, des eaux de puits, de lacs, de marais, de pluie.

Depuis les découvertes de Pasteur, il est hors de doute que les eaux de sources bien captées sont les plus pures.

Pendant leur parcours à travers les terrains, elles se débarrassent de toutes les matières organiques qu'elles pouvaient renfermer primitivement. Elles sont même ordinairement exemptes de bactéries et constituent les eaux de choix à condition d'être consommées à leur point d'émergence (Pouchet). Remarquons que les sources des terrains gypseux, salés, anthraciteux, pyriteux, tourbeux ou trop riches en humus ne donnent pas de bonnes eaux potables.

Eaux de fleuves et de rivières. — Ces eaux proviennent de sources, de la fonte des neiges et des glaciers et du ruissellement des pluies.

Quand un cours d'eau a traversé un village ou une ville il se charge de matières organiques et d'un très grand nombre de bactéries qui rendent ces eaux non potables. On doit donc toujours considérer comme très suspectes les eaux des fleuves et des rivières et ne permettre l'usage de ces eaux qu'après les précautions d'épuration que nous indiquerons plus loin.

Eaux de puits. — Proviennent de nappes souterraines qui séjournent sur une couche imperméable de composition variable. Etant donné la profondeur de certains puits, ces eaux peuvent être considérées jusqu'à un certain point comme des eaux de sources.

Malheureusement la plupart des puits creusés au voisinage des habitations sont souillés par des matières organiques. Par suite des infiltrations souvent les eaux de puits ont été l'origine d'épidémies locales.

Eaux des lacs. — Les lacs qui ont un débit rapide peuvent être considérés comme des fleuves. Presque toujours ces masses d'eaux sont alimentées par les fontes des neiges et des glaciers ou tout au moins par des cours d'eaux de montagne peu exposés aux contaminations. Malgré leur supériorité sur les cours d'eaux ordinaires résultant de leur profondeur, de la masse du liquide, de l'auto purification, ces eaux ne doivent être employées qu'après purification.

Eaux des marais. — Sont des eaux stagnantes qu'on peut considérer comme des réceptacles de tous les organismes microscopiques dangereux qui en font de véritables bouillons de culture : eaux toutefois impropres à l'alimentation.

Eaux de pluie. — Si d'une part elles sont peu chargées de sels, d'un autre côté elles ont entraîné les poussières de l'air, les poussières des toits chargées de micro-organismes (bactéries, spores de champignons) capables dans la suite de produire des fermentations.

Malgré ses qualités primitives, l'eau de source, même la plus pure, n'offre pas suffisamment de garanties. Elle se charge rapidement de bactéries. Plus d'eau bouillie. Peut-on purifier l'eau ? Procédés chimiques préconisés.

Après avoir démontré combien l'eau impure était dangereuse à employer à cause des maladies qu'elle transporte, nous nous sommes demandé quelle était l'eau hygiénique de préférence. Nous avons passé en revue les différentes qualités obligatoires pour qu'une eau soit déclarée bonne à l'alimentation, nous avons examiné les eaux de différentes provenances que nous avions à notre disposition et pas une ne nous a semblé offrir suffisamment de garanties.

Nos préférences sont allées à l'eau de source, d'origine profonde tout en reconnaissant que pure à son émergence, elle se charge rapidement de bactéries et de ce fait n'offre pas plus de garanties que les autres eaux dont nous disposons.

Ajoutons qu'il est quelquefois difficile d'avoir à proximité de chez soi de l'eau de source et examinons les moyens d'améliorer l'eau dont nous nous servons.

Pour purifier l'eau, on a recommandé une foule de procédés dont nous ne nous occuperons pas : macération, infusion de graines de lin, feuilles de laurier, qui si elles n'avaient pas de propriétés pour assainir l'eau avaient au moins le mérite d'obliger à la faire bouillir. Parmi les substances chimiques, nous signalerons :

L'alun, qui, se décomposant en deux substances chimiques entraîne en se précipitant les substances en suspension dans l'eau : Outre que l'usage de ce produit n'est pas sans inconvénient, on a reconnu que le bacille typhique résistait et que le vibrion cholérique n'était tué qu'après un contact de 24 heures.

Franckland et Clarck avaient proposé d'ajouter à l'eau une quantité de chaux égale à celle qu'elle contient à l'état de bicarbonate. Le carbonate de chaux se précipitant entraînait avec lui un grand nombre de bactéries. L'eau conservait cependant un aspect laiteux, un

goût désagréable et ne donnait aucune sûreté.
Mais avec Gaillet et Huet, le procédé de Clarck
n'éliminant que le bicarbonate de chaux, si à la
chaux on ajoute un peu de soude caustique, on
décompose aussi le sulfate de chaux et le
chlorure de calcium, en mettant la chaux en
liberté.

Strohl et Bernou (surtout dans le cas d'eaux
magnésiennes) faisaient ajouter à la chaux de
la witherite pulvérisée pour précipiter la
chaux sulfatée.

Comme on le voit toutes ces méthodes lais-
sent dans l'eau un excédent de chaux ou de
soude. C'est pour obvier à cet inconvénient
qu'Anderson avait proposé de mêler à l'eau, du
fer métallique granulé en présence d'oxygène.
Il se dissout un peu de fer à l'état de sels
ferreux, l'oxygène de l'air continuant à aérer
ces eaux, les sels ferreux sont transformés en
sels ferriques et précipitent de l'oxyde de fer
très divisé, gélatineux et colloïdal qui entraîne
les particules solides et clarifie l'eau.

Schumburg répondit que par tous ces procédés on entraînait les microbes par précipitation, mais qu'on ne les tuait pas. Selon lui
le brôme était le seul produit à employer ;
6 centigr. de brôme suffisaient pour tuer en
5 minutes tous les microbes pathogènes dans
n'importe quelle eau.

Si, les essais faits en Allemagne semblaient
donner des résultats satisfaisants, l'eau par
suite de son goût alcalin devenait imbuvable.

Rosenthal proposa un oxydant : le permanganate de potasse. Rapidement on s'aperçut

que les spores de micro-organismes résistaient à cet agent chimique et qu'en tous les cas il fallait passer l'eau ainsi additionnée à travers un filtre à grains très fins pour arrêter l'oxyde de manganèse insoluble. Bordas et Girard substituèrent le permanganate de chaux. Malgré les propriétés oxydantes de ce sel, supérieures à celles du potassium, l'eau n'était pas exempte de sels étrangers, dont il fallait la débarrasser afin de pouvoir s'en servir pour l'usage domestique.

Tous ces procédés laissaient à l'eau un goût, qui n'en faisait pas une boisson agréable.

L'eau doit être pure, non seulement au point de vue chimique, mais encore au point de vue bactériologique. Les filtres. Résultats incertains. Leurs dangers. Les filtres enrichissent l'eau en micro-organismes.

Avant les découvertes de Pasteur, on se préoccupait avant tout d'obtenir pour les usages alimentaires une eau chimiquement potable, c'est-à-dire n'étant ni trop séléniteuse ni trop carbonatée. Actuellement, bien que

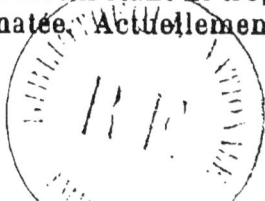

cette question ait conservé une importance réelle, on réclame une eau essentiellement indemne de tout microorganisme pathogène.

On tenta alors de reproduire artificiellement ce qui se passe dans la nature. L'eau de source reconnue la plus pure bactériologiquement provient des eaux de pluie, de la fonte des neiges etc..., qui successivement, très lentement, à faible pression, traversent des couches très épaisses de sols différents et séjournent dans des réservoirs constituant des bassins de décantation. Si donc pour l'usage domestique on fait passer à travers une couche plus ou moins épaisse de matériaux à grain plus ou moins fin, de l'eau destinée à l'alimentation, on retiendra les particules solides inertes ou vivantes contenues dans cette eau.

L'instrument destiné à faire subir cette épuration a reçu le nom de filtre. Le plus simple est le filtre de sable qui doit être, constitué par un sable diluvien quartzeux de préférence, d'une épaisseur de 30 à 60 cm.

Prefke et plus tard Duclaux ont démontré qu'au début de la filtration l'eau recueillie présentait une augmentation dans le nombre des microbes, et que l'eau n'était pure qu'à partir du moment où au-dessus du sable il s'était formé une mince pellicule constituée par des filaments d'algues, des diatomées et des bactéries, le tout enchevêtré et formant une sorte de feutre.

Au début l'eau circule facilement, mais ne s'épure pas au point de vue bactérien. Plus tard la filtration est active et enfin arrive un moment où la couche superficielle devient trop épaisse. Dès lors, pour obtenir le même débit, il faudrait augmenter la pression, ce qui exposerait à une débâcle après laquelle l'eau sortirait trouble.

Les bactéries retiennent les bactéries, tout comme un précipité de sulfate de baryte ne passe limpide que lorsque une couche de ce précipité a tapissé le fond du filtre. Les micro-organismes sont retenus par adhésion contractée avec les parois des interstices dans lesquels ils circulent. Les premiers interposés obstruent les premières voies, la pellicule formée joue le rôle de purificateur, l'eau qui la traverse est déjà épurée. Donc plus les grains du filtre sont fins, plus les espaces laissés entre eux sont petits, plus les particules solides obtenues seront plus petites.

Comme matière à filtre, on a successivement proposé l'amiante, la terre d'infusoire, le papier comprimé, le plâtre, la porcelaine, le charbon, la pierre lithographique, la porcelaine dégourdie à 1200° (Chamberland).

Tous ces filtres sont loin de donner les garanties suffisantes et leur emploi n'est pas sans présenter des inconvénients.

Non seulement ils retiennent les particules solides, mais encore nombre de substances solubles dissoutes, dont ils peuvent changer les propriétés.

Ils ne fonctionnent pas toujours de la même façon (Duclaux).

Malgré le brossage au permanganate, le flambage de la bougie au four, il est difficile d'entretenir l'appareil dans un état de propreté satisfaisant. Les filtres s'encrassent très rapidement et finissent par laisser passer les microbes. Au bout d'un certain temps, ils se recouvrent d'un enduit glaireux qui diminue le débit.

Ces appareils fabriqués en grand nombre par l'industrie sont toujours mal soignés, les pierres filtrantes, mal soudées aux parois des cuves.

Séjournant trop longtemps sur des détritus sédimenteux de toute nature, qui s'accumulent à la face supérieure des pierres incapables de fixer les bactéries, le filtre devient un lieu de pullulation d'où suinte une eau douçâtre, chaude, de fort mauvaise qualité. Les filtres, au contraire, enrichissent en micro-organismes, l'eau qu'on y dirige.

Comment obtenir de l'eau pure. La Stérilisation. Moyen le plus sûr. Différents modes de stérilisation. Insuffisance de garantie par l'Ebullition. La Congélation : danger de boire de la glace. L'électricité. **L'eau ozonisée renferme les cadavres des microbes, capables tout comme les bacilles de donner les maladies.**

Nous venons de voir que tous ces procédés d'épuration de l'eau étaient imparfaits.

Tout en reconnaissant les services qu'ils rendent (à défaut d'autres moyens,) nous avons déclaré qu'il ne fallait demander aux filtres que ce qu'ils peuvent donner.

Pour appuyer nos dires, nous ne pouvons mieux faire que de relater les paroles de M. Combié, à la séance de l'Académie des Sciences, du 10 juin 1901, présidée par le docteur Roux, directeur de l'Institut Pasteur.

« Les meilleurs filtres sans excepter la bougie poreuse qui donnait au début de si belles espérances, n'ont pu résister aux expériences prolongées. La stérilisation de l'eau par *rétention des microbes* particulièrement illusoire en ce qui concerne le bacille typhique, doit être définitivement abandonnée. La stérilisation reste donc le plus sûr moyen de se débarrasser des germes pernicieux. »

Voilà donc un fait avéré. Stérilisons notre eau.

Parmi tous les moyens connus jusqu'ici, quel est alors le meilleur mode de stérilisation, le plus sûr, celui que nous adopterons ?

Assurément, l'eau longuement bouillie (20 minutes au moins) c'est-à-dire débarrassée par la cuisson à 100° de tout germe vivant est un moyen efficace que Pasteur a préconisé ; malheureusement, ce n'est qu'un palliatif. Outre qu'il n'est ni pratique ni hygiénique d'évaporer quotidiennement chez soi des quantités d'eau qui peu à peu saturent les appartements d'humidité, cette opération a le sérieux inconvénient d'enlever à l'eau les qualités d'aération et de minéralisation nécessaires à sa potabilité. Ainsi obtenue, cette eau a perdu ses gaz, elle est insipide et lourde à digérer malgré l'aération qui lui rend difficilement sa teneur en acide carbonique.

Bien que cette méthode ne soit pas parfaite, disons qu'on devra toujours l'employer quand on n'aura pas d'autres moyens à sa disposition. C'est du reste ce qui se passe sur les navires où l'on ne consomme que de l'eau distillée préalablement battue pour lui fournir l'aération nécessaire

En vertu de ce principe que les extrêmes se touchent, on avait songé après l'ébullition à la congélation. Or les recherches bactériologiques ont montré que les froids les plus intenses n'agissent pas sur les bactéries ou tout au moins ne les détruisent pas, même par une action prolongée. Le bacille de la fièvre typhoïde exposé pendant 5 jours à un froid de 10° a résisté. *Il y a donc un danger très grand à absorber de la glace préparée comme cela se pratique ordinairement avec de l'eau puisée dans les rivières ou les cours d'eau.*

L'analyse de la glace prise au bois de Vincennes faite au Laboratoire Municipal a décelé 25.000 colonies par centimètre cube, et parmi les bactéries le bacillus colicommunis, fluorescens, putridus, etc... Dans un échantillon d'une glace débitée, on trouva 175.000 colonies ....

Après un pareil résultat, on songea à employer l'électricité.

On sait que l'électricité transforme l'oxygène de l'air en ozone. Siemens et Halske furent les promoteurs de cette méthode. Macenne et Abraham utilisèrent un appareil spécial fournissant un voltage élevé : 40.000 volts, le bacillus subtilis a résisté à ce traitement.

Délicats et coûteux, les appareils générateurs d'électricité demandent une surveillance assidue car par suite d'un simple défaut de réglage, manque de contact, etc., ces appareils ne fourniront plus que de l'eau semblable en tous points à celle du robinet.

Et même quand ils fonctionnent bien ils ont encore l'inconvénient de tuer les microbes sans les supprimer et de fournir une eau dans laquelle on retrouve tous les cadavres des germes nocifs.

Ecoutons plûtôt ce que dit à ce sujet le Docteur Guinochet : « .... On ne connaît pas encore beaucoup de choses sur la nocuité ou l'inocuité des corps insolubles, mais il est un fait bien remarquable et bien étonnant qui a été mis en lumière d'une façon indiscutable par Strauss et Gamaleïa, c'est que les corps morts du B. de Koch sont capables tout comme les bacilles vivants de donner la tuberculose ».

LA STÉRILISATION par la chaleur, mais par la chaleur à **120°**, est le seul moyen d'obtenir une eau de boisson indemne de tout germe. Aucune bactérie, aucune spore de microbe ne résiste à cette température.

Il ne suffit donc pas de tuer les microbes, il faut les arrêter au passage, les éliminer de l'eau, morts ou vivants.

Tout le problème est là ! Et seule la stérilisation par la chaleur mais par la chaleur sous pression à 120° nous fournit le moyen d'obtenir une eau de table, une boisson dont on peut user en toute sécurité. *De tous ces procédés de stérilisation de l'eau, il n'en est pas de plus certains que le surchauffage de l'eau à 120°.* (Langlois).

C'est le plus sûr, le plus pratique, grâce aux appareils dont on dispose depuis quelques années.

Aucune bactérie, aucune spore de microbe ne résiste à cette température ; seuls les appareils stérilisants par la vapeur sous pression sont capables de les détruire. Seuls ils sont absoluments sûrs, ils sont indispensables pour répondre aux avertissements du professeur Brouardel. « *Une ville paie au choléra et à la fièvre typhoïde le tribut que lui impose l'impureté de ses eaux* ».

L'eau à stériliser est envoyée dans les échangeurs où elle rencontre l'eau sortant de la chaudière qui est déjà stérilisée. En abaissant la température de l'eau stérilisée elle élève la sienne et pénètre dans la chaudière à une température voisine de 100°. Par l'action du foyer elle est portée à 120°. Après une circulation de 15 minutes environ, sous une pression de 1 ou 2 kilogrammes, correspondant à 120, l'eau quitte la chaudière pour traverser successivement les serpentins des deux échangeurs de température baignés par l'eau nouvelle se rendant à la chaudière.

L'eau stérilisée ainsi refroidie passe ensuite au travers du clarificateur pour aboutir à un réservoir en ciment, où on peut la laisser s'y reposer.

Le surchauffage ayant eu lieu sous pression, aucun gaz n'a pu s'échapper, ni être altéré pas plus que les sels naturels en dissolution.

Notre eau sort donc du stérilisateur, légère, fraîche, agréable à boire et bactériologiquement pure.

. . . .

Extraits du Rapport présenté par M. Gaudichard au Congrès d'Hygiène de Bordeaux les 7, 8, 9, 10 Juillet 1907.

La plus saine
des Eaux de Table

LA ROCHELINE

Eau de source stérilisée à 120°
non bouillie

Bien supérieure aux Eaux Minérales

toujours plus coûteuses

souvent insalubres

———————

Désireux de mettre une eau scientifiquement pure à la disposition du public justement avide d'hygiène, nous avons doté notre officine d'un stérilisateur modèle, réunissant tous les perfectionnements réalisés jusqu'à ce jour dans ce genre d'appareil.

Officiellement essayé au Laboratoire Municipal de Paris, sur des eaux notoirement polluées, l'appareil dont nous nous servons a été reconnu d'un fonctionnement parfait comme en fait foi le certificat ci-dessous :

LABORATOIRE MUNICIPAL DE PARIS

Analyse quantitative n° 203

L'appareil a été placé sous une conduite d'eau de Seine, et après l'avoir stérilisé, on a fait deux prélèvements d'eau à 24 heures d'intervalle avant et après passage dans le stérilisateur.

Culture sur gélatine peptonisée.	Avant stérilisation		Après stérilisation	
	I	II	I	II
Colonies au centimètre cube	100.000	21.000	Néant	Néant
Recherche des bacilles typhiques et colicommunis.	coli	coli	Néant	Néant

Nous sommes donc en mesure de délivrer une eau bactériologiquement pure qui ne présente aucune différence de goût avec l'originelle et dont la teneur en sels et oxygène n'est pas modifiée.

L'asepsie la plus rigoureuse est en outre observée pour la récolte et l'embouteillage de cette véritable eau de santé dont les hydriatres et en général tous les buveurs d'eau si nombreux de nos jours peuvent faire habituellement usage.

Elle offre suffisamment de garanties pour être préférée aux eaux minérales dites de table toujours plus coûteuses et souvent insalubres.

« Très pures à la source, écrit M. Moissan,

mais « mises en bouteilles on ne sait comment, » sans précautions spéciales, les eaux minérales constituent au bout de quelque temps, un véritable bouillon de culture beaucoup plus riche en microbes que l'eau de Seine qui avait tenu le record jusqu'à ce moment. Ce qui a fait dire à un hygiéniste moderne : « L'eau minérale a-t-elle été faite pour le Bacille d'Eberth ou le Bacille d'Eberth pour l'eau minérale ? »

L'emploi de la *Rocheline* est indiqué pour couper le lait dans l'alimentation infantile, dans la diète hydrique, en lavements et lavages aseptiques, etc... En un mot dans les cas si fréquents où s'affirme l'utilité d'une eau saine et scientifiquement pure.

D'un prix modique, *La Rocheline* est à la portée de tous.

CHATELLERAULT.   IMP. G. BLAY